Dr Jules ROUX

Contribution à l'Étude des Luxations du Coude en avant

LYON
IMP. REUNIES

CONTRIBUTION A L'ÉTUDE

DES

LUXATIONS DU COUDE

EN AVANT

CONTRIBUTION A L'ÉTUDE

DES

LUXATIONS DU COUDE

EN AVANT

PAR

Le Dr Jules ROUX

LYON
IMPRIMERIES RÉUNIES
8, RUE RACHAIS, 8

1909

A TOUS LES MIENS

Hommage de ma reconnaissance
et de mes sentiments affectueux.

A MES AMIS

A mon Président de Thèse

MONSIEUR LE PROFESSEUR A. PONCET

A MONSIEUR LE PROFESSEUR AGRÉGÉ M. PATEL

INTRODUCTION

On sait combien la radiographie est devenue ces dernières années un puissant auxiliaire de la clinique. Elle fait plus que d'éclairer le praticien sur un diagnostic douteux, elle fixe par l'image, mieux que ne saurait le faire la description la plus minutieusement fouillée, la solution du problème posé par la clinique.

C'est surtout dans l'étude des lésions articulaires ou para-articulaires que l'on peut apprécier les avantages de la méthode, car le gonflement parfois énorme qui accompagne un traumatisme articulaire apporte un obstacle des plus sérieux aux investigations cliniques.

Nous ne pensons même nullement exagérer en prétendant que parfois le diagnostic est rendu impossible par cette complication. On conçoit, dès lors, que des erreurs aient pu être commises même par des cliniciens avertis. Sans vouloir insinuer que les signes cliniques ont perdu de leur valeur depuis la radiographie, il est permis de dire, qu'à l'heure actuelle, on est devenu un peu sceptique pour admettre certains cas rares de luxations ou de fractures que n'accompagne pas ce contrôle rigoureux.

Nous possédons, grâce à l'extrême obligeance de M. le professeur agrégé Patel, auquel nous devons l'idée de ce travail, la radiographie d'une lésion que nous croyons très rare, d'une luxation du coude en avant avec fracture de l'épitrochlée. Le blessé fut présenté à la Société des sciences médicales de Lyon le 25 mars 1908. L'observation a été publiée dans un article de M. Patel dans le *Lyon Chirurgical* du mois d'avril de cette année.

Nous verrons au cours de cette étude que, pris dans leur totalité, les cas de luxation du coude en avant sont une rareté clinique, puisque nous ne pourrons en retrouver que dix-sept cas et que, examinés d'un peu près et discutés, ils se réduisent à peine à trois ou quatre et encore ferons-nous à leur endroit quelques réserves.

Un coup d'œil d'histoire, jeté sur la question, nous fera connaître l'opinion des auteurs. Nous passerons ensuite en revue, en respectant autant que possible l'ordre chronologique, les différentes observations rencontrées au cours de notre historique et seulement signalées dans ce chapitre.

Nous tâcherons de les discuter, repoussant formellement les unes en tant que luxations du coude en avant et en retenant un bien petit nombre. Nous exposerons les différentes théories pathogéniques invoquées pour expliquer la lésion et nous montrerons qu'il est impossible de rattacher à l'une quelconque de ces théories le mécanisme de la lésion dont nous apportons la preuve radiographique.

Avant d'aborder cette étude, qu'il nous soit permis d'adresser à M. le professeur Poncet tous nos remerciements pour le très grand honneur qu'il nous fait en acceptant la présidence de notre thèse.

M. le professeur Patel nous aida de ses conseils dans

la direction de ce modeste travail, nous recevant toujours avec la plus grande affabilité, nous l'en remercions vivement.

M. le Dr Chanoz, chef du laboratoire d'électricité dans la clinique de M. le professeur Teissier, s'est mis très aimablement à notre disposition pour nous faire une très belle épreuve radiographique d'un coude normal, nous n'oublierons pas son extrême obligeance.

A tous nos maîtres des hôpitaux nous adressons un témoignage de gratitude pour l'enseignement que nous avons reçu d'eux au chevet des malades.

A tous nos excellents amis, déjà bien dispersés, nous renouvelons l'expression de notre sympathie.

CHAPITRE PREMIER

HISTORIQUE DE LA QUESTION

La luxation du coude en avant, avec ou sans fracture, a subi, avec les différents auteurs qui s'en sont occupés, des fortunes bien diverses. Elle fut admise par tous les chirurgiens de l'antiquité ; Hippocrate avait même, à son égard, un jugement pronostique des plus sévères, car il la considérait comme « des plus douloureuses et mortelle en quelques jours ». Après lui, Celse, Galien, les Arabes, Ambroise Paré, l'admettent sans contestation. J.-L. Petit est le premier chirurgien ne partageant pas les convictions de ses prédécesseurs : « Je n'ai jamais vu, dit-il, la luxation en devant et je la crois très difficile ou même impossible, à moins qu'en même temps il n'y ait fracture de l'olécrâne ». Après Petit, les auteurs qui se succèdent, Boyer, sir A. Cooper, Vidal de Cassis, se rangent à son opinion. Boyer, dans son traité des maladies chirurgicales (t. IV, p. 227), s'exprime ainsi : « Nous n'avons jamais vu la luxation de l'avant-bras sur le bras en avant, accompagnée et compliquée de la fracture de l'olécrâne, et nous doutons que ce cas, que l'on conçoit comme possible, ait jamais été observé. » Sanson (art.

luxation, Dict. en XV, et pathologie de Roche et Sanson' t. IV, p. 662) dit : « La luxation des os de l'avant-bras sur le bras en avant, c'est-à-dire compliquée de la fracture préalable de l'olécrâne, a plutôt été admise théoriquement que d'après l'expérience, il est donc difficile de dire à quelle cause elle doit être attribuée, et quels sont ses signes. » Bérard jeune (art. coude, Dict. XV, p. 231) émet également l'opinion que la luxation en avant, compliquée de fracture de l'olécrâne, a été admise « théoriquement » par les chirurgiens.

Tel était l'état de la question lorsque Richet, alors interne provisoire dans le service de Ph. Boyer, publia une observation de luxation du coude en avant, laquelle, nous le verrons ultérieurement, est plutôt une relation de fracture du cubitus (*Arch. de Médecine*, année 1839, t. IV). Hamilton, dans son *Traité des luxations* (p. 339), après avoir mentionné les diverses opinions, rapporte le cas de Morin, de James Prior, de Velpeau, de Date, et conclut à l'existence incontestable de cette luxation.

Stimson, de son côté, rassemblait plusieurs observations, au nombre desquelles se trouvent celles déjà notées par Hamilton. Mais, comme nous le verrons au cours de ce travail, de toutes ces observations, bien peu peuvent résister à l'analyse

Il ressort de cet exposé historique que les anciens auteurs n'admettaient la luxation du coude en avant qu'accompagnée de fracture de l'olécrâne, ils en faisaient, pour ainsi dire, un principe. Ne lisons-nous pas, en effet, ces lignes de Delpech, de Montpellier, rapportées par Nélaton (in *Pathologie Chirurgicale*,

t. II, page 386 » : « On ne connaît qu'un seul exemple de cette luxation sans fracture, et le désordre des parties molles était tel, que ce fait est plus propre à confirmer le principe (l'impossibilité de ces luxations sans fracture) qu'à le détruire. » « Actuellement, dit M. Patel, dans son article (*Lyon Chirurgical*, avril 1909, les traités classiques consacrent un chapitre spécial à cette variété de traumatisme, en ne mentionnant que les cas anciens. Il ne semble pas que la radiographie ait montré beaucoup de luxations du coude en avant; nous n'en avons pu trouver une reproduction.

Une enquête, faite auprès de nos maîtres dans les hôpitaux lyonnais, ne nous a pas permis d'en découvrir chez l'adulte. Chez l'enfant, parmi les traumatismes du coude si fréquents et si complexes, le déplacement de l'avant-bras est un fait courant, on voit ce dernier transporté en masse, soit en dedans, soit en dehors, avec une fracture sus-condylienne, ou une fracture du condyle externe ; dans les cas beaucoup plus rares de fracture du condyle interne, on observe presque toujours, sinon la luxation vraie en avant, du moins un déplacement dans le sens antéro-postérieur. » Nous en trouvons un exemple dans la thèse de M. Blanchot, *Etude anatomique des fractures du condyle externe chez l'enfant* (Lyon 1907), inspirée par M. Vignard, à la suite de l'observation II. M. Blanchot ajoute : Nous avons un deuxième type de fracture du condyle externe, caractérisé par un déplacement en avant du fragment, plus net que dans l'observation précédente, et par la subluxation en dedans et en avant de l'avant-bras.

Nous avons parcouru le livre récemment paru de MM. Destot et Vignard sur les fractures du coude chez l'enfant, nous n'avons pu trouver sur les planches radiographiques y contenues de cas pouvant rentrer dans le cadre de notre sujet.

Nous avons également consulté l'ouvrage de MM. Hennequin et Lœvy paru en 1908, sur les : « Luxations des grandes articulations et leur traitement pratique. » Deux cas de luxation du coude en avant y sont relatés; celui de Cauton, chirurgien de Charing-Cross-Hopital, observation déjà ancienne que nous retrouvons dans Hamilton (Traité des Luxations, page 341), et celui de Maisonneuve qui appartient à une variété encore plus rare, par rotation ou par renversement.

La seule observation de luxation vraie en avant, de date récente est celle que M. Fontoynont, médecin à Tananarive, a communiqué à la Société de Chirurgie de Paris (Bulletin et Mémoires de la Société de Chirurgie de Paris, séance du 19 février 1908).

Il est vraiment regrettable que la communication de M. Fontoynont soit accompagnée seulement de la photographie du petit blessé et non de la radiographie, le contraire eut été de beaucoup préférable. N'était l'éloignement, nous aurions demandé au praticien de Tananarive de vouloir bien mettre ses clichés radiographiques à notre disposition, car, comme nous l'avons dit plus haut, il ne semble pas qu'il existe beaucoup de radiographies de cette lésion.

Pour clore la liste des communications récentes sur les luxations du coude en avant, nous citerons les cas de M. Chaput, contenus dans le même bulletin de la

Société de Chirurgie de Paris, bien que, nous le verrons ultérieurement, il s'agisse plutôt là de relations de fractures.

Voilà donc ce que nous fournit la littérature médicale depuis les temps les plus reculés jusqu'à nos jours. Il nous faut maintenant reprendre en détails tous les cas mentionnés seulement au cours de notre historique, afin d'en discuter la valeur.

Nous n'avons pas cru devoir rechercher dans leur texte original, afin de les reproduire *in extenso,* celles des observations se rapportant d'une façon trop évidente à des fractures, soit de l'extrémité inférieure de l'humérus, soit de l'extrémité supérieure du cubitus ou même des deux os de l'avant-bras. Ces cas devraient même logiquement être rayés du chapitre des luxations du coude en avant, car ce ne sont pas véritablement des luxations, et si nous les avons rapportés, c'est parce que nous les avons trouvés, cités au chapitre des luxations du coude en avant par les auteurs les plus autorisés : Malgaigne, Richet, Nélaton, Hamilton pour ne citer que les principaux.

CHAPITRE II

REVUE CHRONOLOGIQUE DES CAS INTITULÉS LUXATION DU COUDE EN AVANT — DISCUSSION

Le premier en date semble être celui de Colson père, observé en 1818 et rapporté seulement en 1835 par son fils. Nélaton, dans son *Traité de pathologie chirurgicale*, t. II, p. 386, en parlant des luxations du coude en avant, dit n'en connaître que deux cas, l'un signalé par Colson, l'autre par Leva, d'Anvers *(Annales de la Soc. de méd. de Gand*, 1842). C'est sur ces deux faits qu'il base sa description ; mais il lui est impossible de donner avec certitude les caractères anatomiques de ces déplacements : « Tout porte à croire qu'il existait un délabrement considérable des parties molles ; le cubitus vient se placer au devant de la trochlée ; les muscles biceps et trachial antérieurs doivent être relachés, le biceps est tendu et réfléchi sur l'extrémité articulaire de l'humérus. » Comme on peut le voir, les termes mêmes de la phrase de Nélaton : « Tout porte à croire que... les muscles doivent être », n'indiquent pas une certitude de la part de l'auteur. Voilà donc deux observations qui n'ont qu'un intérêt historique, car elles nous font connaître seulement l'opinion d'un auteur sur la possibilité d'une lésion niée par ses prédécesseurs, J.-L. Petit, Cooper, Vidal de Cassis, etc.

En 1839, Richet publie dans les *Archives de médecine* une observation qui mérite plutôt de figurer au chapitre des fractures qu'à celui des luxations. Après avoir fait l'énumération des symptômes, Richet ajoute : « D'après ces lignes, il est impossible de méconnaître une luxation de l'avant-bras en avant, compliquée de fracture du cubitus. »

Il y a en fait fracture compliquée (car il existe une plaie de la largeur d'une pièce de cinq sous) de l'extrémité supérieure du cubitus, avec déplacement en avant du fragment inférieur ; on ne saurait cataloguer une pareille lésion : luxation en avant.

Le cas de James Prior, cité par Hamilton (*Traité des luxations*, p. 939) nous paraît devoir être rapproché de celui de Richet, car il n'est guère plus typique en fait de luxation. Il s'agit, en effet, d'un homme de 34 ans, qui « faisant manœuvrer un cric soulevant un poids considérable, la rupture de la chaîne fait dérouler le tour, et le manche vient frapper si violemment le coude à la partie postérieure que l'épiphyse humérale passe au travers des téguments en arrière, en même temps que l'avant-bras est chassé en avant ». Il s'agit encore là d'une fracture compliquée et non d'une luxation.

Nous trouvons également dans Hamilton le cas de Guerre rapporté par Pingaud, où il existe une fracture de l'olécrâne : il suffira de citer l'auteur lui-même. « En arrière, on reconnaît en outre des saillies et enfoncements de l'épiphyse humérale, une portion osseuse mobile qui n'est autre que l'olécrâne fracturé à sa base.

En avant, on constate que les deux surfaces articulaires de l'avant-bras correspondent à la partie antérieure et aplatie de l'humérus, tandis que la poulie de cet os est libre en bas et en arrière et immédiatement placée sous la peau. Il y a donc, en même temps que fracture de l'olécrâne, luxation de l'avant-bras en avant » (Hamilton, *Traité des luxations*, p. 935).

Enfin, il nous reste à citer deux cas de luxation en avant, compliqués de fracture : celui de Morel-Lavallée rapporté par Richet (*Bulletin Société de chirurgie*, 1858, t. IX, p. 110), où il y avait à la fois fracture de l'olécrâne et fracture de l'apophyse coronoïde, et celui de Caussin (*Union médicale*, 1861, t. XI, p. 475), où il y avait fracture des deux os de l'avant-bras.

Voilà donc une série de cinq cas (Richet, James Prior, Guerre, Morel-Lavallée, Caussin) qui ne prêtent à aucune discussion. On ne saurait dire qu'il y a véritablement luxation du coude en avant, pas plus qu'il n'y a luxation du pied en arrière dans les fractures bi malléollaires.

On lit dans Malgaigne (*Traité des luxations*, p. 626), à propos de l'observation d'Evers : « Je n'ai pu me procurer l'ouvrage d'Evers, mais je lis dans A.-L. Richter que, bien qu'Evers ait annoncé une luxation du cubitus en avant, les détails de l'observation montrent que c'était l'humérus qui faisait saillie en avant, le cubitus étant conséquemment luxé en arrière. »

Nous avons trouvé dans le Dictionnaire de Jaccoud, t. IX, deux cas de luxation en avant et en dehors, qui se trouvent également dans Malgaigne. Bien que ne sachant rien de l'étiologie, c'est-à-dire des circonstances qui ont accompagné et conditionné le traumatisme, nous avons quelque chose d'aussi précieux pour nous : c'est le jugement de Malgaigne. Voici d'abord ce que nous avons trouvé de l'observation :

Observation I

(Velpeau, rapporté par Jaccoud. Dictionnaire, t. IX.)

La saillie olécrânienne était remplacée par une surface raboteuse, terminée à droite et à gauche par les condyles de l'humérus. En avant, le radius était logé dans la fossette coronoïdienne et le cubitus était placé en dehors de son jumeau, de sorte qu'on pourrait peut-être dire : luxation en avant et en dehors du cubitus.

Nous ne saurions mieux faire que de rapporter sans y rien ajouter l'appréciation de Malgaigne : « L'observation de M. Velpeau a été rapportée dans le *Bulletin de thérapeutique*, t. XXXV, p. 128, mais avec des détails inexacts qui donneraient à penser que la luxation était en avant et en dedans (le rédacteur par une erreur inconciliable avec les symptômes annoncés, la désigne comme en avant et en dehors). M. Velpeau, que j'ai consulté, m'a déclaré positivement qu'elle était directement en avant. On comprend dès lors pourquoi je me suis abstenu dans le cours de cet article de faire usage de l'observation publiée. »

Observation II

(Chapel, rapporté par Jaccoud. Dictionnaire, t. IX.)

Si l'on suit avec le doigt le bord interne (?) du radius jusqu'à sa tête, on observe que celui-ci fait une saillie prononcée sous la peau. A sa partie interne, on reconnait la grande cavité sigmoïde surmontée de son apophyse olécrâne et en avant l'apophyse coronoïde. Les os de l'avant-bras chevauchent de 2 centimètres environ sur l'humérus. L'épicondyle passe en arrière du cubitus.

Il semble bien qu'on se trouve ici en présence d'une luxation en dehors, le cubitus se trouvant en contact avec le bord externe de l'humérus, elle appartiendrait plutôt à ce genre de luxation que Denucé a désigné sous le nom de luxation sous et sus-épicondylienne.

Observation III

(Ancelon, *Union médicale*, 1859, t. III, p. 394.)

Enfant de huit ans, de constitution chétive, ayant les coudes conformés de telle sorte qu'ils sont presque concaves en arrière, quand l'avant-bras est étendu sur le bras, ayant d'ailleurs toutes les articulations très mobiles et d'une grande laxité.

Suivant Ancelon, la courbure à convexité antérieure qu'il a observée sur l'humérus de son petit malade a eu la plus grande influence sur la production de l'accident, le cas rentrerait presque dans le cadre des luxations pathologiques du coude, car la conformation du sujet signalée par l'auteur est typique. Altérations des ligaments, altérations osseuses, l'articulation devait jouir d'une mobilité anormale qui a favorisé la lésion, ce cas ne doit pas retenir notre attention.

Observation IV

(Secrestan, *Gazette des Hôpitaux*, 1860, p. 598.)

Enfant de 8 ans, fait une chute sur le coude, l'avant-bras étant en flexion forcée. Il existe une tuméfaction considérable de l'articulation du coude gauche, raccourcissement du bras, allongement de l'avant-bras de toute l'étendue de l'olécrâne ; dépression profonde située à la face postérieure, tandis que la face antérieure était soulevée par un corps solide, inégal, bosselé, facile à reconnaître pour l'extrémité supérieure de l'os de l'avant-bras, soulèvement des muscles biceps et brachial antérieur ; l'olécrâne non fracturé se trouvait dans le pli du coude.

Il est impossible devant une description pareille de méconnaître la lésion, c'est bien en face d'une luxation complète du coude en avant que l'on se trouve. Aussi retiendrons-nous ce fait comme le tout premier pouvant se justifier en temps que luxation en avant. Nous ferons simplement remarquer en passant, car nous y insisterons plus loin, combien il est facile même à un clinicien habile, de laisser passer une fracture de l'extrémité inférieure de l'humérus chez l'enfant, fracture accompagnant la luxation.

Observation V

(Ed. Canton, *Dublin médical*, 1861, t. II, p. 24 et Hamilton, *Traité des luxations*, p. 941.)

La luxation qui était complète, s'était produite à la suite d'une chute de voiture. Le blessé était tombé sur la main droite étendue en avant, mais le poids du corps, aidé de l'impulsion acquise, avait amené une flexion brusque et forcée du coude, en même temps l'avant-bras s'était trouvé tordu sous la poitrine. La violence des accidents inflammatoires et quelques menaces de gangrène ayant fait juger l'amputation indispensable on put constater *de visu* les désordres existants. Le cubitus était luxé en avant de telle façon que l'extrémité de l'olécrâne s'était placée en avant de la petite tête humérale prenant, ainsi la place qu'occupe normalement la tête du radius pendant la flexion de l'avant-bras. Le radius était en supination et maintenu dans sa situation habituelle par rapport au cubitus par les ligaments annulaires et interosseux restés intacts. Tous les ligaments sont rompus.

Il est incontestable que la pièce anatomique donne une certaine importance à l'observation; néanmoins elle perd de sa valeur par ce fait que la lésion fut décrite seulement à l'autopsie du membre et il n'est pas absolument certain qu'au cours des manœuvres opératoires pour réaliser l'amputation, les rapports des surfaces articulaires, telles qu'elles étaient au moment de l'accident n'aient pas subi quelque modification. Hamilton dit que cette pièce anatomique est la seule d'après laquelle on ait pu faire l'anatomie pathologique de la lésion, et cette dernière dit : luxation en dehors et en avant.

Observation VI

(Date, *The Lancet*, année 1872, 26 oct., p. 597.)

Le patient était un jeune homme de 14 ans, il dit être tombé sur la main, mais il n'est pas très affirmatif sur ce point. Le bras droit est en demi-flexion et ne peut être mobilisé qu'avec une grande douleur. L'articulation était très déformée et excessivement douloureuse. La tête du radius était très proéminente en dehors et au-dessous du condyle externe et franchement tournée avec le reste de l'os. Au-dessus était une dépression profonde dans laquelle le condyle pouvait être obscurément perçu. L'olécrâne pouvait être perçu en dessous de sa position normale s'appuyant par son extrême bord contre la trochlée. La réduction fut faite sous chloroforme et après la réduction « on eut la conviction que l'épiphyse du condyle interne était détachée ».

Nous voilà donc en présence d'un cas de luxation du coude en avant avec fracture de l'épitrochlée, cas qui serait donc entièrement superposable au nôtre. Nous n'avons aucune objection sérieuse à faire et nous retiendrons le fait qui paraît inattaquable au point de vue clinique.

Date ajoute à la suite de son observation qu'il en existe une en tous points semblables à la sienne; elle serait de Fergusson (*Practical Surgery*, 3e édition, p. 241), nous n'avons pu la retrouver.

Nous en avons terminé avec les observations qu'on peut qualifier d'anciennes, puisque la plus jeune, celle de Date, est de 1872 et nous arrivons aux observations plus récentes, celles de M. Chaput et enfin celle de M. Fontoynont, que nous avons trouvées dans les *Bulletins et Mémoires de la Soc. de chirurg. de Paris*, séance du 19 février 1908.

Les trois observations rapportées par M. Chaput ne sont pas véritablement des faits de luxation typique; aussi nous bornerons-nous à en citer le titre.

Le premier fait s'intitule : « Fracture de l'olécrâne avec luxation du coude en avant et irréductibilité au cours de l'opération; résection complète, guérison. » Le deuxième : « Fracture oblique de l'extrémité inférieure de l'humérus, compliquée de plaie, avec déplacement du fragment inférieur et du coude en avant; irréductibilité. Résection du fragment huméral et de l'olécrâne. Guérison. » Et enfin le troisième : « Fracture en T comminutive de l'extrémité inférieuse de l'humérus, avec plaie et infection grave. Hémirésection du coude. Guérison. »

Point n'est besoin d'insister pour faire remarquer que ces trois faits n'ont qu'un intérêt médiocre pour le cas qui nous occupe. Ce sont surtout des relations de fracture.

Observation VII

(Fontoynont, *Bulletin Société de Chirurgie de Paris*, 19 février 1908.)

Les luxations complètes du coude en avant sont encore assez rares pour que l'observation, la photographie et la radiographie du cas que j'ai observé, il y a quelques mois, à Tananarive, vous soient présentées.

Voici l'observation : Ramanampy, enfant de 4 ans, s'amusait à glisser sur le derrière, le long d'un talus en pente haut de 5 à 6 mètres, quand, dans une de ces descentes, il perdit l'équilibre, continua la glissade sur le côté droit en flexion, l'avant-bras reposant à faux sur le sol inégal, tandis que le bras appuyait au contraire en totalité sur le plan obliquement descendant et assez uni du talus gazonné. Je le vis trois jours après la chute, lorsqu'il arriva dans mon service de l'hôpital indigène de Tananarive. Je trouvai le membre supérieur très déprimé. Le bras était œdématié dans toute l'étendue de son tiers inférieur et de son tiers moyen. L'avant-bras était gonflé dans tout le tiers supérieur. Cette augmentation de volume ne laissait percevoir que très mal le pli du coude. Le membre tout entier décrivait une courbe à concavité interne regardant le thorax. Il paraissait raccourci, d'autant plus que l'épaule du même côté était très abaissée. Et de fait, à la mensuration, il existait, de ce côté, une diminution de près de 1 centimètre. A la palpation, on sentait nettement l'épitrochlée, mais beaucoup plus en arrière que normalement. L'épicondyle n'était pas perceptible.

En avant, on sentait une pointe, le bec de l'apophyse coronoïde, avec, au-dessus, une autre pointe moins perceptible, le bec de l'olécrâne. Enfin, sur le côté interne et un peu en dessous, une saillie, la tête radiale.

Les mouvements spontanés étaient nuls. En revanche, les mouvements provoqués étaient assez étendus. On pouvait très facilement faire exécuter à la main les mouvements de pronation et de supination. La flexion du bras était possible sans être parfaite. L'extension était en revanche très facile, plus étendue même que normalement.

Sur la radiographie, on peut constater que la luxation est des plus nettes et qu'elle est complète en avant. Le cubitus et le radius sont situés en totalité en avant de l'humérus et fortement remontés le long de lui. De plus, l'humérus a décrit une demi-rotation, de sorte qu'il se présente presque de champ sur une vue antéro-supérieure, ce qui explique pourquoi, à la palpation, l'épitrochlée était seule sentie.

Réduction sous chloroforme facile. Immobilisation sous plâtre pendant une semaine, puis massage.

Voilà certainement une observation de grande valeur pour nous, car elle a subi le contrôle de la radiographie, et bien que ne pouvant la reproduire, car elle ne figure pas sur la communication, nous savons que la lésion a été décrite de visu.

Donc, en jetant un coup d'œil d'ensemble sur les faits que nous venons de passer en revue, nous voyons que, de toutes ces observations de luxation du coude en avant, depuis la première en date, celle de M. Colson père, jusqu'à nos jours, bien peu méritent d'être conservées sous ce titre. Elles se réduisent, en effet, à quatre : celles de Secretan, Canton, Date et Fontoynont. Sur ces quatre, une seule, celle de M. Fontoynont, entraîne une conviction formelle à cause de la radiographie. Nous avions donc raison de dire au début que nous étions en présence d'une lésion rare et, à ce titre, l'observation de M. Patel, qui va suivre, nous paraît présenter un grand intérêt.

Observation VIII

(Patel, *Lyon chirurgical*, avril 1909.)

M. Th., agé de 58 ans, veut monter dans un tramway en marche, le 15 février 1908 ; il manque le marchepied et demeure suspendu par la main droite à la barre d'appui. Des personnes placées sur la plateforme lui saisirent l'avant-bras pour l'aider à monter. L'avant-bras fut ainsi violemment tiré et porté en extension forcée. A ce moment, le blessé ressentit une violente douleur dans le coude et lâcha la barre du tramway pour tomber. Je le vis au moment de l'accident : une saillie très prononcée se montrait au pli du coude en avant, et, en arrière, on ne percevait plus l'olécrâne ; seul l'épicondyle paraissait en place et l'épitrochlée ne pouvait être sentie : l'avant-bras se mit aussitôt en flexion forcée. Il n'y avait aucun trouble nerveux.

Le blessé s'était déjà auparavant luxé le coude gauche ; soigné par un empirique, il conserva une ankylose totale en extension, que l'on dut modifier pour avoir une ankylose utile en demiflexion.

La radiographie du coude droit, faite par M. Barjon, montra les lésions suivantes :

1° Une luxation du coude en avant ; le bec de l'olécrâne paraissait accroché sur le rebord inférieur de l'humérus ; le radius avait suivi le cubitus et ne présentait aucun déplacement par rapport à lui.

2° Une fracture de l'épitrochlée, que les muscles épitrochléens avaient fortement attirée en dedans. Sur la radiographie de face, on voit même un déjètement considérable en avant des deux os de l'avant-bras.

La réduction fut faite sous anesthésie quelques heures après l'accident. La flexion de l'avant-bras sur le bras fut accentuée encore davantage et tout l'avant-bras fut refoulé en arrière ; un craquement se produisit rapidement, indiquant que les surfaces articulaires avaient repris leur situation normale.

L'immobilisation fut prolongée quinze jours à peine. Un mois après l'accident, le malade fut présenté à la Société des sciences médicales de Lyon (25 mars 1908. *Lyon Médical*, 1908, t. II, p. 45). Tous les mouvements étaient presque entièrement revenus. Aujourd'hui, le résultat fonctionnel est excellent ; l'extension et la flexion sont parfaits ; il n'y a aucun trouble nerveux.

Au point de vue anatomique, cette luxation appartient à la variété dite incomplète, c'est-à-dire que l'olécrâne demeure en contact avec le point le plus inférieur de la trochlée. Dans la luxation complète, au contraire, le triceps semble désinséré et la face postérieure de l'olécrâne se met en contact avec la face antérieure de l'humérus.

Le blessé ayant eu la possibilité de limiter le traumatisme en lâchant la barre d'appui du tramway au moment où il ressentait une violente douleur dans le coude droit, a ainsi limité sa lésion, et c'est grâce à cela que nous n'avons pas constaté une luxation complète.

Sur la radiographie de face (fig. n° 2), on voit très nettement l'arrachement de l'épitrochlée qui a suivi les deux os de l'avant-bras et aussi, fait important à noter, car il va nous servir ultérieurement pour interpréter le mécanisme de la lésion, la déviation considérable du cubitus et du radius du côté interne.

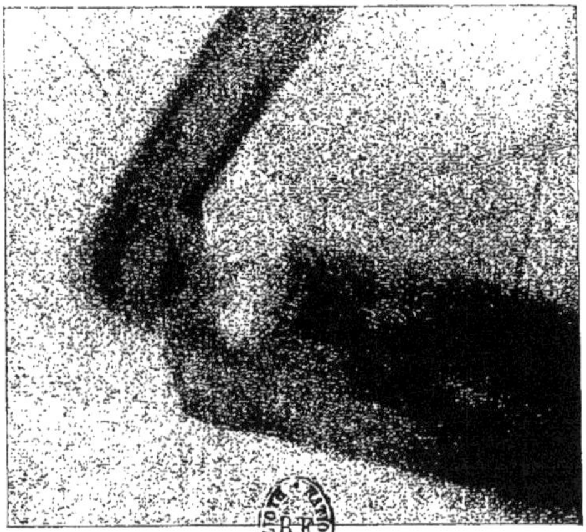

FIG. 1 — Luxation du coude en avant (radiographie de profil).

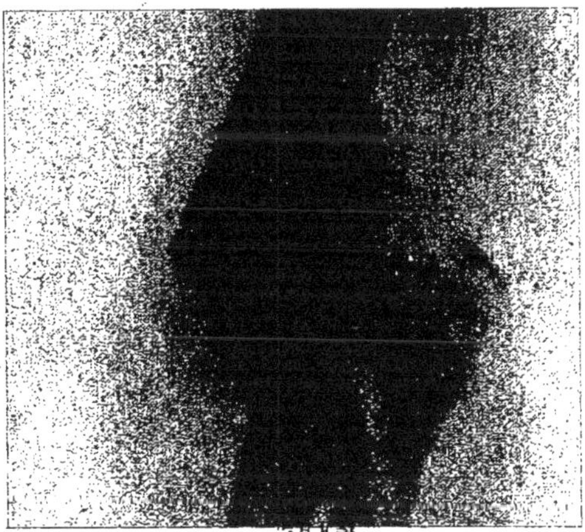

FIG. 2 — Luxation du coude en avant (radiographie de face).

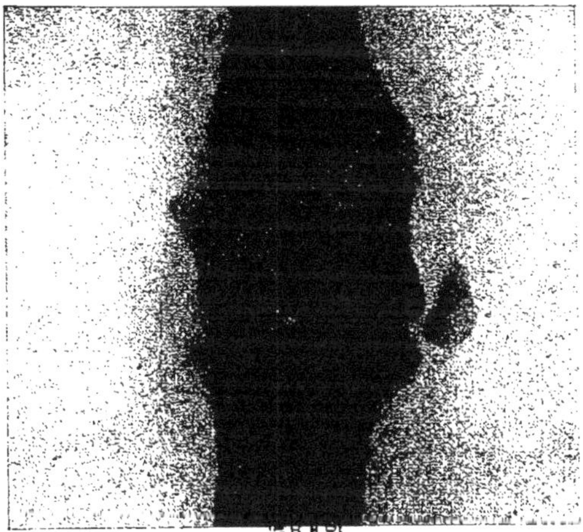

FIG. 3 — Radiographie de face après réduction.

CHAPITRE III

DIFFÉRENTS MÉCANISMES PROPOSÉS PAR LES AUTEURS

Dans les observations que nous avons citées, au cours du précédent chapitre, nous avons à dessein laissé de côté les théories pathogéniques des divers auteurs, nous bornant à décrire la lésion observée par ces auteurs, afin de revenir plus longuement sur le mécanisme dans un chapitre spécial.

Le chapitre qui semble le plus communément admis est celui de la flexion forcée, combinée soit à la propulsion, soit à la traction, soit à la torsion.

Hamilton, dans son *Traité de luxations*, après avoir énuméré les différents mécanismes, dit : « En résumé, c'est seulement à la suite d'accidents très violents et tout à fait extraordinaires, comme une flexion forcée, une extension exagérée, une torsion anormale de l'avant-bras ou quelque autre violence inaccoutumée et indirecte que l'olécrâne peut venir se placer en avant de l'humérus. » Cette appréciation contient en effet l'opinion de la généralité des auteurs qui ont précédé.

Avant même que des expérimentateurs eussent cherché à réaliser sur le cadavre le mécanisme de la luxation du coude en avant, Malgaigne avait fait remarquer que quand l'avant-bras était en flexion forcée, les saillies osseuses ne faisaient plus obstacles au déplacement, et que partant il suffirait dans cette attitude du membre d'une force se faisant sentir d'arrière en avant, pour chasser les os en avant.

Richet, dans son *Anatomie médico-chirurgicale*, s'exprime ainsi : « La luxation en avant sans fracture, très rare, puisqu'il n'en existe que cinq cas dans la science, se comprend difficilement lorsqu'on examine le squelette de l'articulation huméro-cubitale. C'est, qu'en effet, le crochet que forme l'olécrâne en arrière semble ne pouvoir quitter l'humérus si ce n'est dans le cas de fracture et c'est ce qui avait fait dire à Desault que sans cette condition cette luxation était impossible. Toutefois, en examinant la position des os de l'avant-bras dans la flexion forcée, on voit que l'olécrâne se trouve ramené au-dessous de la trochlée, de telle sorte qu'une violence qui chasserait vivement l'avant-bras en avant pourrait à la rigueur faire passer le cubitus et le radius en avant de l'humérus. Or, tel est le mécanisme qui paraît avoir présidé à la luxation dans les cas où il a été possible d'avoir des renseignements assez précis. »

C'est encore le mécanisme de la flexion forcée avec propulsion d'arrière en avant.

« Nous pensons, dit Nélaton dans sa *Pathologie chirurgicale*, que c'est dans une chute sur le coude, l'avant-bras étant fortement fléchi, que cette luxation se produit. »

Colson admet que la luxation de l'avant-bras en avant peut se produire : 1° par une flexion forcée de l'avant-bras sur le bras ; 2° par un mouvement imprimé à l'avant-bras, de manière à lui faire décrire un arc de cercle autour de l'axe de l'humérus ; 3° par une extension forcée de l'avant-bras, c'est-à-dire par flexion en arrière.

Debruyn propose : 1° l'extension forcée ou flexion en arrière ; 2° la torsion. Dans aucun cas il n'est parvenu à luxer l'avant-bras en avant par la simple flexion du membre, mécanisme dont il ne repousse pourtant pas la possibilité, quand une violence extérieure s'exerce directement sur l'olécrâne de haut en bas et d'arrière en avant.

Pour Pingaud, le membre étant porté violemment en hyperextension, il s'ensuivait une rupture du ligament latéral interne. Il se produisait ainsi un écartement des surfaces articulaires en dedans ; si le traumatisme se continuait en produisant une violente flexion latérale externe, le crochet sigmoïdien se transportait au-dessous puis au-devant de la trochlée ; c'est donc ici le mécanisme de l'hyperextension avec inflexion de l'avant-bras en dehors.

A. Guérin, chargé de rapporter le cas d'Ancelon à la Société de Chirurgie (séance du 25 août 1859) institua, à cette occasion, des expériences sur le cadavre. Dans une première expérience il chercha à luxer l'avant-bras en avant en le fléchissant violemment sur le bras. Les deux parties du membre arrivaient en contact sans que le rapport normal des surfaces articulaires fut modifié. En continuant la flexion forcée avec un mouvement, soit de traction, soit de rotation, il ne se produisit aucun déplacement. Mais, dès que les ligaments externe et interne eurent été divisés par une section sous-cutanée, la luxation se produisit facilement ; il en a toujours été ainsi chaque fois que l'expérience fut répétée.

Dans aucun cas A. Guérin n'a coupé le tendon du triceps qui semblait, *a priori*, devoir opposer une grande résistance à la luxation en avant.

A. Guérin a aussi tenté à plusieurs reprises de reproduire les expériences de Colson et Debruyn dans lesquelles on a produit une luxation en avant par l'extension forcée du bras.

Un cadavre ayant la pointe du coude appuyée sur le bord d'une table, il est parvenu, en saisissant le bras d'une main et le poignet de l'autre, à opérer une flexion complète de l'avant-bras sur le bras, dans le sens de l'extension, sans pouvoir ramener l'olécrâne en avant de l'extrémité inférieure de l'humérus. Le ligament antérieur de l'articulation s'est rompu, l'olécrâne a résisté sans se fracturer et son extrémité supérieure, glissant de haut en bas, est venue se placer au niveau de la poulie articulaire de l'humérus sans jamais passer en avant, les fibres postérieures ou olécrâniennes du ligament latéral interne semblent constituer l'obstacle qui s'oppose à la luxation, par extension forcée, du bras.

Nous venons d'exposer, sans commentaires, les diverses théories pathogéniques admises par les différents auteurs qui se sont occupés de la question. Avant d'entreprendre une discussion sur le mécanisme de la lésion, il convient, croyons-nous, de rappeler brièvement ce qu'est un coude normal au point de vue anatomo-physiologique.

L'articulation du coude appartient au genre des articulations trochléennes. Ses mouvements sont surtout la flexion et l'extension commandés, pour la flexion, par le biceps et le brachial antérieur, pour l'extension, par le triceps.

L'appareil ligamenteux qui maintient au contact les surfaces articulaires forme une véritable sangle autour de l'articulation. « Les quatre ligaments : ant. post., lat. ext. et lat. int. se fusionnent toujours plus ou moins les uns avec les autres par leurs bords contigus de façon à former autour de l'articulation une capsule à peu près complète. » (Testutt, *Arthrologie*, p. 396). On conçoit, d'après ce dispositif et grâce aussi à l'exactitude de l'emboîtement des surfaces articulaires qu'il ne puisse se passer au niveau de l'article que des mouvements latéraux très limités. Ces mouvements de latéralité de faible amplitude (8 à 10 millimètres) ne peuvent se produire selon la remarque de M. Sappey que dans la demi-flexion et bien souvent dans la flexion forcée. Quand il existe des mouvements latéraux notables c'est que les ligaments ont été tiraillés et déchirés, et l'on possède là un bon signe de luxation.

Quels sont les rapports des surfaces osseuses dans les mouvements de flexion et d'extension ? C'est ici le lieu de rappeler les classiques points de repère fournis par les trois tubérosités osseuses de l'art. du coude. Du côté ext. l'épicondyle, du côté int. l'épitrochlée et enfin sur la ligne médiane et en arrière des deux précédentes ; l'olécrâne. Lorsque le membre est dans l'extension, la partie la plus saillante du coude est située sur une même ligne transversale que les deux saillies épicondyliennes et épitrochléennes; dans la flexion l'olécrâne s'abaisse par rapport à la ligne transversale des tubérosités et il s'abaisse d'autant plus que la flexion s'accentue.

Dans la flexion forcée, les rapports sont ceux que nous montre cette radiographie faite dans les conditions suivantes. Ayant servi moi-même de sujet d'expérience, le poignet a été ramené vers l'épaule et fixé avec un lien à l'extrémité supérieure du bras. Cette précaution était indispensable pour ne point modifier l'attitude du membre pendant les deux minutes de pause qu'exige l'opération. L'attitude de flexion a été poussée jusqu'à l'extrême limite.

Cette radiographie nous montre que dans cette attitude de flexion extrême le bec de l'olécrâne enserre toujours dans sa concavité, la poulie trochléenne et demeure en contact avec son versant postérieur. Cette disposition nous paraît être d'une importance considérable pour discuter le mécanisme le plus communément admis depuis Malgaigne : à savoir, la flexion forcée avec propulsion d'arrière en avant. Après cet auteur, Richet avait répété que dans la flexion forcée, les surfaces osseuses ne formaient plus d'obstacle au déplacement en avant des os de l'avant-bras. Nélaton se range à cet avis et cependant aucun de ces auteurs n'apporte pour étayer une pareille opinion de faits absolument probants. En effet, nous avons vu dans le chapitre II que Nélaton (*Traité de pathologie chirurgicale*, t. II, p. 386) décrit la luxation du coude en avant d'après deux cas seulement connus de lui, et nous avons vu aussi le doute exprimé par l'auteur lui-même. Le cas de Richet est presque en dehors de la question, puisque nous

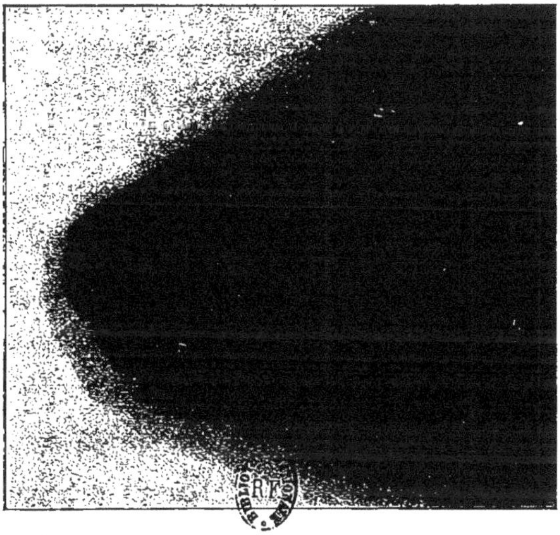

Radiographie d'un coude normal en flexion forcée.

l'avons également relaté, il s'agit de fracture de l'extr. supérieure du cubitus. On est donc amené à conclure que ces auteurs ont eu une conception plutôt théorique de la pathogénie de la lésion. C'était l'opinion de Boyer, de Samson, de Bérard jeune; tous auteurs cités au chapitre de l'historique.

D'après la radiographie que nous apportons, il semble au contraire que l'obstacle formé par le bec de l'olécrâne persiste même dans la flexion forcée et que dans cette attitude du membre, une chute sur le coude n'amènera pas un déplacement en avant mais plus sûrement une fracture de l'extr. inf. de l'humérus et plus rarement une fracture de l'olécrâne. On peut objecter, il est vrai que dans une chute, la flexion que nous qualifions d'extrême pour une expérience, peut encore être augmentée et de ce chef les surfaces osseuses être également modifiées dans leurs rapports. Ceci est évidemment possible, mais il y a lieu de s'étonner de la rareté de la lésion si un mécanisme aussi simple que celui-là devait la réaliser.

Parmi les observations que nous avons recueillies, une seule semble avoir réalisé ce mécanisme, c'est celle de Secretan (*Gaz. hôpitaux*, 1860), où un enfant de huit ans fait une chute sur le coude, le membre étant dans l'attitude de la flexion forcée. L'auteur ajoute à la fin de l'observation cette réflexion sur le mécanisme : « La chute avait eu lieu sur un sol détrempé par trois jours de pluie continuelle, l'état de mollesse du sol sur lequel se fit la chute peut-il expliquer la possibilité de la luxation sans fracture ? »

Donc, sans repousser formellement la pathogénie de

la flexion forcée avec propulsion d'arrière en avant, si généralement admise, nous dirons que la luxation en avant nous paraît difficilement réalisable par ce mécanisme ; nous basant sur deux ordres de fait, l'un théorique, par la radiographie que nous reproduisons, l'autre clinique, la rareté extrême des observations dans lesquelles on retrouve ce mécanisme exclusif.

Les autres théories présentées par Colson, Debruyn, Pingaud, etc. seraient passibles des mêmes reproches faits à la précédente pathogénie. Elles ont, semble-t-il, été imaginées plutôt que déduites de faits cliniques inattaquables.

A. Guérin nous a montré par les expériences sur le cadavre qu'un certain nombre de mécanismes étaient impuissants à reproduire la lésion qu'il désirait. C'est ainsi qu'il n'a absolument rien obtenu par la flexion forcée ou par l'extension forcée; mécanismes admis par Colson d'abord, puis par Debruyn, qui avait lui-même fait des expériences sur le cadavre.

Un fait important à noter est la nécessité absolue de l'arrachement ligamenteux constituant les soutiens latéraux de l'articulation pour la production de la luxation. En effet, A. Guérin n'a jamais pu reproduire la lésion sans incision souscutanée faite au préalable des ligaments latéraux; au contraire, l'intégrité du tendon du triceps ne semble pas apporter obstacle au passage en avant des os de l'avant-bras.

Dans l'observation de M. Fontoynont, nous ne trouvons aucune considération d'ordre pathogénique. L'auteur se borne à décrire la lésion observée à la radiographie sans émettre d'opinion sur le mécanisme. Il paraît d'ailleurs être assez complexe ; l'humérus lui-même a subi une demi-rotation qui le fait se présenter de champ sur une vue antéro-postérieure ; il y a eu, semble-t-il, torsion de l'humérus, et il faut que cette torsion de l'os du bras fût très accentuée pour empêcher le doigt explorateur de percevoir l'épicondyle. Ce fait doit retenir notre attention, car il modifie, croyons-nous, sensiblement le mode de production de la lésion. Il est assez difficile, dans le cas particulier, de pénétrer l'intimité du mécanisme. Ne pourrait-on pas admettre ici une luxation en deux temps, la luxation en avant se produisant secondairement à un premier déplacement en dedans? Si l'on admet une pareille hypothèse, on peut concevoir comment la rotation de l'humérus intervenant au moment où le crochet cubital embrasse l'épitrochlée, c'est-à-dire dans la situation de la luxation latérale interne, peut à la rigueur, les ligaments étant rompus, amener l'olécrâne en avant. Dans ces conditions, l'obstacle que constitue l'épitrochlée au passage en avant des os de l'avant-bras disparaîtrait non plus par arrachement, comme nous le verrons à propos de l'observation de M. Patel, mais grâce au mouvement de rotation de l'humérus.

C'est peut-être là une conception un peu théorique, et nous ne pouvons à nouveau qu'exprimer le regret de ne point voir figurer la radiographie sur la communication de M. Fontoynont.

Auquel de ces différents mécanismes pouvons-nous rattacher le cas qui fait l'objet de notre observation? On peut dire à aucun, car la lésion s'est produite pour ainsi dire en deux étapes.

Considérons, en effet, la radiographie n° 2 : elle donne l'aspect d'une luxation du coude en dedans; et c'est bien là, à notre avis, le premier temps du mécanisme de la lésion. Si l'on se reporte à la relation de l'observation on voit, en effet, que le bras étant en hyperextension a été vivement attiré en haut et en dedans. Notre blessé manquant le marchepied du tramway en marche et restant suspendu à la barre d'appui du véhicule. A ce moment, s'est produite vraisemblablement la rupture du ligament latéral interne et externe, comme le décrivait Pingaud. Nous sommes donc déjà placé dans une des conditions requises pour la production de la luxation, bien mise en évidence par les expériences de A. Guérin, à savoir la rupture des soutiens latéraux. Donc, premier stade, arrachement des ligaments latéraux. Le coude est alors pour ainsi dire en position indifférente, maintenu en avant et en arrière par la tension équilibrée des tendons du triceps, brachial antérieur et biceps. Mais, nous venons de le voir, par la radiographie n° 2, nous avons une déviation des deux os de l'avant-bras du côté interne : l'aspect d'une luxation en dedans, avons-nous dit.

Dans cette situation, il existe un obstacle naturel au passage des os de l'avant-bras en avant, et cet obstacle est constitué par l'épitrochlée. Mais nous avons un arrachement de cette apophyse, dès lors la dernière barrière tombe et le traumatisme continuant à se faire sentir dans le même sens, les os de l'avant-bras passent en avant et la lésion est constituée.

Nous avons seulement une luxation incomplète, nous en avons déjà donné la raison. Grâce à la vive douleur perçue par le blessé, ce dernier lâcha la barre d'appui du tramway et, limitant ainsi le traumatisme, put aussi limiter sa lésion.

Nous pensons que la luxation en avant, dans le cas présent, fut secondaire et qu'elle peut être considérée comme une complication de la luxation en dedans, le déplacement ayant été facilité par la fracture épitrochléenne.

Ce mécanisme, qui nous apparaît comme assez simple à la lumière de la radiographie, s'est-il réalisé dans les différentes observations publiées ? Nous n'avons qu'un seul cas, traduit de l'anglais, celui de Date (*The Lancet*, année 1872), dans lequel il est fait mention d'une fracture de l'épitrochlée. L'auteur ne s'attache nullement à faire la pathogénie de la lésion qu'il décrit. La relation semble surtout avoir pour but de vanter les avantages de l'anesthésie par le chloroforme dans les cas de traumatismes para-articulaires. Son observation se termine, en effet, par ces mots : « Le chloroforme n'offre pas seulement l'avantage d'une exploration plus aisée, mais aussi l'incroyable facilité avec laquelle peut se faire la réduction. Dans tous les cas de diagnostic douteux, le chloroforme doit être administré. »

Malgré les avantages de l'anesthésie signalés par l'auteur anglais, il n'est pas toujours facile de diagnostiquer, par l'exploration clinique, un arrachement partiel de l'extrémité inférieure de l'humérus. Dans l'observation que nous rapportons, l'épitrochlée, arrachée et fortement attirée en dedans par les muscles épitrochléens, ne pouvait être perçue par la palpation.

Nous avions raison de dire que, parmi tant de mécanismes proposés par de nombreux auteurs, aucun ne pouvait s'adapter exactement à notre cas. C'est à la radiographie que nous devons d'avoir reconnu l'existence d'une fracture de l'épitrochlée ; sans cette constatation, on eût enregistré une luxation pure du coude en avant, fait clinique que nous croyons irréalisable, malgré deux ou trois observations qui sembleraient nous contredire. Il y a lieu, en effet, de considérer comme douteux, nous n'hésitons pas à le dire, les cas qui n'ont reçu aucune sanction anatomique. « L'exploration d'un coude fracturé est très difficile, dit M. Patel dans son article, et on conçoit, qu'avant la radiographie, l'interprétation exacte des lésions devait parfois être insoluble. »

Nous sommes ainsi amené à parler du diagnostic de cette lésion rare, nous le ferons assez brièvement, car nous avons eu surtout en vue, dans ce travail, d'établir combien il existait peu de documents probants sur la question et de dégager une pathogénie en conformité avec des lésions anatomiques indiscutables.

CHAPITRE IV

SYMPTOMES — DIAGNOSTIC — TRAITEMENT

Il y a lieu de distinguer entre deux variétés de luxation qui peuvent se présenter : la luxation complète en avant et la luxation incomplète. Dans la première, le fait qui frappe tout d'abord à l'inspection, c'est le raccourcissement du membre. En effet, le cubitus et le radius sont remontés le long de la face antérieure de l'humérus ; plus cette ascension des deux os de l'avant-bras sera accentuée, plus le raccourcissement sera apparent.

Dans la luxation incomplète, c'est le phénomène inverse que l'on observe, il y a allongement. L'olécrâne est en contact par sa pointe avec le point le plus inférieur de la poulie trochléenne ; l'allongement sera équivalent à la grandeur de la cavité sigmoïde, qui se trouve toute entière en avant.

Ce ne sont pas là, évidemment, des signes pathognomoniques de la luxation en avant, puisque le raccourcissement peut se constater aussi dans les luxations en arrière et pour la même raison.

L'attitude du membre, dans l'une et l'autre variété, n'a rien de fixe ; on a pu l'observer tantôt en extension, tantôt en demi-flexion, tantôt en flexion forcée. Les mouvements provoqués peuvent avoir une certaine amplitude et ne causeraient aucune douleur au malade, d'après Nélaton ?

L'inspection permet encore de reconnaître l'épaississement du membre dans le sens antéro-postérieur. Ce signe sera plus évident dans le deuxième degré ou luxation complète, car on a les deux épaisseurs surajoutées de deux os superposés : humérus et cubitus.

Dans le premier degré ou luxation incomplète, la palpation permet de reconnaître, en arrière, la vacuité de la fosse olécrânienne. Les deux tubérosités humérales, épicondyle et épitrochlée, paraissent saillir davantage qu'à l'état normal. Cela tient sans doute à deux choses, d'une part, la tension des téguments en avant, et les dépressions profondes que laissent, d'autre part, en arrière et aussi en dehors, les extrémités cubitale et radiale ayant perdu leurs contacts physiologiques.

En avant, on perçoit, au niveau du pli de coude, une saillie formée par un corps dur, inégal, présentant deux pointes et une cavité : c'est l'olécrâne ; un peu en dehors et au-dessous se trouve la tête radiale.

Dans le deuxième degré, les signes diffèrent peu. La palpation fait reconnaître, en arrière, l'extrémité inférieure de l'humérus avec ses inégalités ; la fosse olécrânienne, comme dans le cas précédent, est vide. En avant, l'olécrâne est reconnu au-dessus du pli du coude ; plus bas et en dehors, on peut percevoir la tête du radius.

Nous signalerons, enfin, pour réparer une omission, dans la luxation incomplète, cette forme spéciale du coude, caractérisée par un rétrécissement du membre au-dessous de l'extrémité humérale.

Si l'on ajoute à tous ces signes les renseignements que pourra donner le blessé sur les circonstances ayant entouré le traumatisme, en supposant qu'on ait la bonne fortune de pratiquer l'examen peu de temps après l'accident, et que l'exploration du coude soit relativement aisée, on pourra porter le diagnostic de luxation du coude en avant.

Malgré cela, toutes les fois que la chose sera possible, il faudra demander à la radiographie de vérifier le diagnostic et bien souvent de le compléter, car, nous l'avons déjà fait remarquer et nous y insistons à dessein, il est aisé de méconnaître une fracture concomitante. Or, si cette dernière particularité n'a pas une importance extrême au point de vue du traitement, nous la considérons comme capitale au point de vue pathogénique.

L'anatomie pathologique de la lésion a été faite par Richet, le tout premier. Le blessé qui fait l'objet de son observation succomba à des lésions internes et l'autopsie fut pratiquée.

« L'autopsie confirma le diagnostic et on put, de plus, étudier les dégâts portant sur les parties molles périarticulaires. Artère brachiale, veine et nerf médian peu déplacés ; faisceau de muscles épitrochléens intact dans sa partie superficielle, entièrement déchiré dans sa partie profonde ; ligament latéral interne ne tient plus à l'humérus et à l'apophyse coronoïde que par quelques fibres ; la capsule articulaire est déchirée presque en totalité. » (Richet, *Arch. Médicales*, 1839).

La vérification anatomique fut également pratiquée dans le cas d'Ed. Canton, dont le blessé présenta des signes de gangrène qui nécessitèrent l'amputation. Le fait intéressant à retenir est la rupture de tout l'appareil ligamenteux.

Cette rupture des ligaments, que nous voyons signalée dans deux cas où fut pratiquée la vérification anatomique, est un fait que nous croyons constant; nous avons dit que Guérin n'avait jamais pu, dans ses expériences sur le cadavre, reproduire la luxation en avant sans incision préalable des ligaments latéraux.

Aujourd'hui, la radiographie, « le seul moyen de faire l'anatomie pathologique sur le vivant, » comme disait le maître lyonnais Ollier, est venue compléter ces données en nous fournissant les moyens de contrôler, non seulement le déplacement, mais aussi l'état des extrémités osseuses, que nous croyons rarement respectées dans de pareils déplacements.

Tous les auteurs s'accordent à dire que le traitement est assez simple, il sera rendu encore plus facile par l'image radiographique.

Il est bien évident que si l'on a sous les yeux la reproduction des déplacements osseux, on verra du même coup quelles sont les manœuvres à employer pour obtenir la réduction.

Dans le cas de luxation incomplète, Malgaigne conseille de saisir le bras de la main gauche, l'avant-bras de la droite, le pouce appliqué en avant sur l'olécrâne, puis d'opérer doucement la flexion en repoussant cette apophyse en bas et en arrière.

Voici comment procéda M. Patel : « La réduction

fut faite, sous anasthésie, quelques heures après l'accident. La flexion de l'avant-bras sur le bras fut accentuée encore davantage, et tout l'avant-bras fut refoulé en arrière ; un craquement se produisit rapidement indiquant que les surfaces articulaires avaient repris leur situation normale. »

Pour la luxation au deuxième degré, la réduction est un peu plus difficile. Le chirurgien fléchit l'avant-bras, l'embrasse de ses deux mains un peu au-dessous du coude et l'attire en bas et en arrière, tandis qu'il fait maintenir l'humérus fixe par des aides (Duplay et Reclus, *Traité de Chirurgie*).

CONCLUSIONS

I. — La luxation du coude en avant, sans fracture de l'olécrâne, est possible.

II. — La luxation du coude en avant, sans fracture de l'olécrâne, semble devoir être interprétée comme une dislocation de l'articulation.

III. — La luxation pure du coude en avant, c'est-à-dire avec intégrité complète des extrémités osseuses, paraît irréalisable. Nous n'avons pu en trouver une seule reproduction radiographique.

IV. — Il faut, pour que le déplacement en avant des deux os de l'avant-bras se produise, admettre comme premier stade un arrachement total des deux ligaments latéraux.

V. — La luxation du coude en avant peut être considérée comme une rareté clinique, et le traitement de cette lésion est rendu assez simple, grâce à la radiographie, qui en précisant le diagnostic, dicte les manœuvres à entreprendre pour obtenir la réduction.

BIBLIOGRAPHIE

ANCELON. — *Union médicale*, 1859, t. IV, p. 394.

BLANCHOT. — *Thèse de Lyon*, 1907. Étude anatomique des fractures du condyle externe chez l'enfant.

BOYER. — *Traité des maladies chirurgicales*, 1831, t. IV, p. 227.

CAUSSIN. — *Union médicale*, 1861, t. XI, p. 475.

CHAPUT. — *Bulletin de la Société de chirurgie de Paris*, 19 février 1908.

DATE. — *The Lancet*, 1872, t. II, p. 597.

DICTIONNAIRE JACCOUD, t. IX, p. 744.

FONTOYNONT. — *Bulletin de la Société de chirurgie de Paris*, 19 février 1908.

HAMILTON. — *Traité des luxations*, p. 939.

HENNEQUIN ET LŒWY. — *Luxation des grandes articulations et leur traitement pratique*, 1908.

MALGAIGNE. — *Traité des luxations*, p. 626.

MALGAIGNE. — *Anatomie chirurgicale*, t. II, p. 453.

MOREL-LAVALLÉE. — *Bulletin de la Société de chirurgie de Paris*, 1858, t. IX, p. 110.

NÉLATON. — *Pathologie chirurgicale*, t. II, p. 386.

PATEL. — *Lyon chirurgical*, avril 1909.

PRIOR. — *Archives générales de médecine*, 1847, t. XV, p. 387.

RICHET. — *Anatomie chirurgicale*, p. 674.

RICHET. — *Archives de médecine*, 1839, t. VI, p. 471.

SECRESTAN. — *Gazette des hôpitaux*, 1860, p. 598.

TESTUTT. — *Traité d'anatomie.* — *Arthrologie.*

20109 — Imp. Réunies, 8, rue Rachais, Lyon.